MICROBIE PRATIQUE

Cours de M. le docteur Roux

DE LA RAGE

LEÇON RECUEILLIE

Par MM. Thiroloix et Critzman

Internes des hôpitaux

(Extrait de la *Tribune Médicale*)

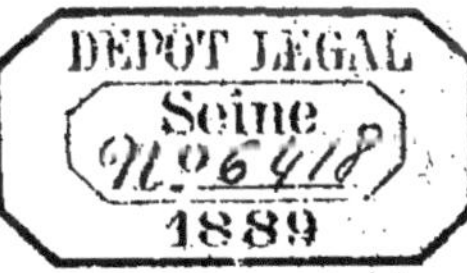

Sommaire : Résumé de nos connaissances sur la rage avant les travaux du laboratoire Pasteur. — Causes qui ont retardé l'avancement des connaissances sur la rage. — Rage du lapin (Galtier). — Inoculation de virus impurs. — Longue incubation de la maladie. — La rage est une maladie du système nerveux. — Véritable siège du virus rabique. — La rage n'apparaît que lorsque le virus parti de la périphérie atteint les centres nerveux. — Preuves que le système cérébro-spinal est virulent. — La variété des symptômes rabiques tient aux fonctions des diverses parties des centres nerveux. — Rage paralytique. — Monoplégies rabiques. — A quoi tient la longueur de l'incubation. — Inoculation intra-crânienne. — Brièveté de l'incubation. — La méthode des inoculations intra-crâniennes est le point de départ de tous les progrès réalisés

dans l'étude de la rage. — On donne ainsi la rage
rapidement et à coup sûr. — Technique de la trépanation. — Préparation du virus pur. — Injection
intra-veineuse du virus rabique. — Formes anor-
males de la rage.— Influence de la dilution. — Recherches du virus rabique dans les diverses parties du corps, glandes, nerfs, etc. — Comment le
virus rabique atteint-il les centres nerveux ? —
Virus dans les nerfs. — Inoculation directe dans
les nerfs. — Période de culture latente dans les
centres nerveux. — Importance du siège des morsures. — Inoculation intra-oculaire. — Comment
le virus rabique passe-t-il dans la salive ? — Moment où la salive est virulente. — Rage du chien.
— Rage furieuse. — Rage mue. — Formes méconnues. — Lésions à l'autopsie. — Rage du lapin
et du cobaye. — Rage furieuse. — Rage paralytique. — Passage par les lapins. — Virus fixe. —
Chiens rendus réfractaires à la rage. — Atténua-
tion du virus rabique. — Dessication des moelles
rabiques. — Etat réfractaire produit avant l'infection et après l'infection.—Epreuve de l'état réfractaire par la trépanation.

Pratique de la vaccination antirabique. — Morsures au visage. — Résultats. — Prophylaxie de
la rage. — Nature de la rage. — On ne connaît
pas le microbe. — Essais de culture. — Le virus
rabique se conserve à l'abri de l'air.

Rage des ruminants. — Leur vaccination. — Injection intra-veineuse. — Conduite à tenir quand
on est consulté pour une morsure de chien enragé.
Cautérisation.—Inoculation du bulbe du mordeur.
Mesures prophylactiques.

Il y a peu d'années encore, nos connaissances sur la rage étaient très peu étendues.
On connaissait les formes de la rage, se montrant chez le chien, le chat, le cheval, le bœuf,

le daim, le mouton ; on savait que les volailles
elles-mêmes pouvaient prendre la rage.

La virulence de la salive et la transmission
de la rage par morsure étaient connues. La
rage, en effet, n'est jamais spontanée. On n'en
cite aucun exemple probant bien établi. Cette
affirmation de la non-existence de la sponta-
néité de la rage soulève le grand problème de
l'origine de cette maladie ; mais il faudrait,
pour le résoudre, refaire ici l'origine des maladies à microbes, et vous montrer comment le
microbe vulgaire saprophyte devient patho-
gène, par passage à travers des séries indé-
finies d'animaux. Ce n'est qu'à partir du jour
où M. Pasteur entreprit l'étude de la rage
(décembre 1880), que nos connaissances sur
cette maladie se sont étendues, car aujourd'hui
on on connaît la cause (quoique la nature du
virus nous soit encore inconnue), le siège de
la maladie et les réactions qu'il entraîne, enfin
le traitement.

Les causes qui ont retardé l'avancement de
nos connaissances sur la rage sont de plusieurs
sortes. Jadis, en effet, si la matière d'étude
était aussi commune qu'aujourd'hui, les expériences ne pouvaient entraîner des conclusions
fermes. On ne donnait pas d'abord la rage à
volonté aux animaux. Beaucoup de chiens se
montraient réfractaires à l'inoculation de la
salive sous la peau. L'animal prenait ou ne
prenait pas la rage, et d'après M. Renaut sur
100 chiens inoculés avec de la salive rabique,
60 pour cent à peine prenaient la rage. Mais ce
qui est de beaucoup plus important, la rage

était inoculée avec de la salive, matière d'inoculation toujours impure, donnant fréquemment lieu à des abcès aux points d'inoculation, et l'on sait que cette suppuration est suffisante pour empêcher l'action du virus ; mais ce qui paralysait surtout l'expérimentateur, était la longueur de l'incubation, c'est-à-dire le temps qui s'écoule entre l'introduction du virus et l'apparition des phénomènes rabiques chez les animaux ainsi inoculés.

Avec la salive, on ne sait jamais à quelle époque éclatera la rage ; l'expérimentateur était condamné à attendre pendant des mois entiers, 4, 7, 8 mois, le résultat d'une expérience. Les chenils étaient encombrés, non seulement par des chiens inoculés, mais par ceux qu'il fallait préparer. En effet, avant d'entreprendre ces expériences sur le chien, il fallait le soumettre à une observation longue, pour être certain qu'il n'avait pas eu une contamination antérieure. Les chiens vagabonds venus de la fourrière pouvaient avoir été mordus.

Galtier, professeur à l'école vétérinaire de Lyon, a accompli dans cette étude expérimentale le premier grand progrès, en montrant que le lapin inoculé avec la salive du chien enragé prenait une rage à évolution rapide, à caractères typiques, et se terminant au bout de 20 jours. Le lapin devenait donc un animal précieux, car il ne pouvait être suspect de contamination antérieure, et prenait la rage facilement et rapidement. Les expériences pouvaient donc être nombreuses, facilement répétées et contrôlées.

Tous les phénomènes rabiques, quelle que soit l'espèce animale frappée, relèvent du système nerveux, ainsi que l'a soutenu le premier, en 1879, Duboué, de Pau. Aussi beaucoup d'expérimentateurs se sont-ils attachés à trouver le virus rabique, soit dans l'axe encéphalo-médullaire, soit dans les nerfs, soit enfin dans le liquide céphalo-rachidien. Mais Galtier, après des expériences nombreuses, avait conclu que le virus rabique, chez le chien enragé, n'existait que dans les glandes linguales et sur la muqueuse bucco-pharyngienne, et jamais dans le système nerveux central ou périphérique.

Ces conclusions étaient erronées ; et si la virulence des centres nerveux a échappé à M. Galtier, c'est qu'il n'a pas suivi dans ses expériences une technique bactériologique rigoureuse. Il prenait, en effet, sans précaution, une parcelle des centres nerveux, la broyait dans un mortier impur avec de l'eau distillée non stérilisée ; il injectait ainsi avec la substance nerveuse triturée une multitude de bactéries qui empêchaient l'éclosion du virus rabique par suite de la formation d'abcès, de foyers gangréneux et septicémiques.

En 1880, ces expériences sur la virulence des centres nerveux sont reprises au laboratoire de M. Pasteur. Des parcelles du bulbe rachidien et du liquide encéphalo-rachidien d'un individu mort de la rage à Saint-Denis, sont inoculées sous la peau à des animaux. Ceux-ci moururent tous de la rage après un temps variable. L'expérience était décisive. Les centres nerveux sont virulents.

Le siège du virus rabique n'est donc pas
la salive seule. La substance nerveuse le contient, et on l'y trouve revêtu d'une virulence
au moins égale à celle qu'il possède dans la
salive des enragés. Si le virus siège dans l'axe
encéphalo-médullaire, il en découle cette con-
clusion que la rage n'éclate que lorsque le
virus a atteint les centres nerveux ; et en effet
pour qu'il y ait rage, il faut que le virus attei-
gne les centres nerveux. Les phénomènes qui
marqueront l'éclosion de la rage seront donc
variablés suivant les points qui seront atteints
les premiers. Si cette première localisation
porte sur les zones psychiques, les premiers
signes de la rage consisteront en un attache-
ment plus marqué, en un changement dans le
caractère, ou bien en une excitation des plus
prononcées (rage furieuse) ; si c'est le bulbe
qui est atteint, les troubles respiratoires, cir-
culatoires, digestifs ouvriront la scène ; des
phénomènes paralytiques indiqueront au contraire une localisation médullaire ou une atteinte des zones corticales motrices.

Il y a donc autant de manifestations pri-
mitives de la rage qu'il y a de zones à fonctions différentes dans le système nerveux.
C'est ainsi que M. Nocard a montré que des
phénomènes inaccoutumés, jadis mal observés,
tels que des monoplégies, paraplégies, rele-
vaient de la rage légitime.

Peut-être aussi certains cas de maladies de
Landry, myélite ascendante aiguë ou sur-
aiguë, relèvent-ils du même facteur.

Le virus va de la périphérie au centre. Une

morsure faite à la main, au pied, amènera donc, toutes choses égales d'ailleurs, la rage moins rapidement qu'une blessure faite à la tête. Il ne faudrait pas dire pourtant que la durée de l'incubation est proportionnelle à la longueur du trajet que le virus aura à parcourir, car, à la notion de la porte d'entrée, il faut ajouter un deuxième facteur qui fait aussi varier l'incubation, la quantité de virus introduit qui vient ajouter son action et changer les termes.

Puisque le virus n'agit que lorsqu'il a atteint les centres nerveux, inoculons-le directement à ces centres, à la surface du cerveau, en ayant recours à la trépanation, et en nous servant comme matière inoculante de la substance cérébrale d'un chien enragé prélevée et inoculée à l'état de pureté. De cette manière nous supprimons ce facteur variable, la migration du virus, et nous donnons la rage à coup sûr ; la durée de l'incubation de la rage est diminuée et l'éclosion des phénomènes rabiques précoce.

On pourra même avoir pour chaque animal réactif une incubation de durée fixe, comme pour ce qui se passe pour la rage du chien, où le virus est fixé par son passage séculaire de chien à chien.

On possède donc un animal, le lapin, qui n'a pu avoir la rage, animal dont la rage est précoce ; une matière d'inoculation pure, il nous est donc facile maintenant de faire des expériences rigoureuses et rapides.

Pour faire l'ensemencement de ce virus dans

les centres nerveux des animaux, on pratique la trépanation avec toutes les précautions antiseptiques, sur la ligne médiane entre les deux yeux pour le lapin, dans la fosse temporale pour le chien. La dure-mère est mise à nu.

Pour préparer le virus, on met à nu le bulbe d'un animal mort de la rage, on brûle sa surface avec une baguette de verre surchauffée, on en enlève une parcelle avec des ciseaux stérilisés à la flamme. Ce fragment de bulbe est jeté dans un verre stérilisé, contenant un liquide également stérilisé (eau portée à 115° c. ou bouillon de culture) et, avec une baguette de verre flambée, on le broye et on le délaye.

L'émulsion est introduite dans une seringue de Pravaz à aiguille recourbée ; on en injecte quelques gouttes sous la dure-mère. Après l'opération, l'animal se réveille et rien dans ses allures n'indique qu'il vient de subir une intervention sanglante.

Au bout de 14 à 15 jours, un changement se montre dans sa manière d'être. Le chien est inquiet, change fréquemment de place, puis la rage furieuse éclate, la voix rabique se montre, le train postérieur se paralyse, et il meurt par asphyxie ou arrêt du cœur en moins de trois semaines et on assiste ainsi à la propagation du virus dans les centres nerveux.

Tous les phénomènes indiquent une localisation cérébrale et bulbaire dominante dans cette rage furieuse ; mais la rage peut se montrer sous ses deux formes habituelles, la rage mue, rare, la rage furieuse, très fréquente.

Chez ce chien, rendu rabique expérimentalement, la salive est virulente. Il mord, il donne
la rage.

Ces expériences montrent le siège du virus
dans les centres nerveux, la fixité de l'incubation, car l'expérience que nous venons d'expo-
ser, répétée dans les mêmes conditions aussi
souvent qu'on voudra, amène toujours la mort
dans le même délai, et toujours la mort à coup
sûr.

Un autre moyen de donner la rage est l'inoculation intra-veineuse. Mais ici l'émulsion
doit être très fine, passée sur un linge fin ou du
papier, puis injectée dans la veine jugulaire
ou dans la veine du jarret. L'animal prendra
encore la rage comme dans l'inoculation des
centres nerveux, au bout de 14 ou 15 jours,
mais c'est une rage particulière. Quelquefois
on aura bien la rage furieuse type, mais le plus
souvent c'est une rage paralytique se traduisant d'abord par une paralysie du train postérieur, paralysie qui montera pour atteindre
le bulbe et amener la mort. Les phénomènes de
fureur manquent, et le virus se localise pendant un certain temps dans le renflement lombaire. Les phénomènes, qui marqueront le
début de la rage, dans ces conditions, varie-
ront avec les points des centres nerveux tou-
chés ; on aura des phénomènes plus diffus, cé-
rébraux, bulbaires, médullaires.

C'est dans ces cas qu'on voit survenir les
rages les plus singulières, se traduisant par des
démangeaisons terribles, les animaux allant
jusqu'à s'enlever la peau avec les dents. Un

phénomène analogue a lieu chez l'homme, c'est le prurit au niveau des morsures. Ce prurit est en rapport avec le point de la moelle qui a été atteint le premier par le virus. Comme phénomène analogue, citons : les désirs génésiques intenses, les mouvements répétés du train postérieur.

Mais pour que l'incubation reste toujours minima après cette inoculation ultra-veineuse, il faut que la quantité de virus injecté soit considérable ; avec une dilution trop prononcée, l'incubation est plus longue et la rage furieuse éclate le plus souvent.

Il semble y avoir un lieu d'élection pour les particules virulentes dans le bulbe.

La voie sanguine conduit donc le virus aux centres nerveux rapidement, avec sûreté, elle nous explique l'incubation courte de la rage survenant à la suite des morsures ayant intéressé les veines.

A l'état de santé, le corps des animaux est fermé de toute part aux germes de l'extérieur. Si le virus se localise en un point, nous l'aurons à l'état de pureté. Le virus rabique existe non seulement dans les centres nerveux, substance grise et blanche de l'encéphale, du bulbe et de la moelle, mais aussi dans les nerfs. Rossi, de Turin, a donné la rage en insérant sous la peau d'un animal sain un morceau du nerf crural provenant d'un chien enragé. Pasteur a trouvé, de son côté, que, chez les enragés, le pneumogastrique est quelquefois virulent.

On trouve, en outre, le virus rabique dans toutes les glandes salivaires, parotidienne

(Hertwig), sous-linguale surtout; dans les glandes lacrymales (larmes de rage), pancréas, glandes mammaires. M. Nocard, en inoculant, dans l'œil d'un animal sain, le lait d'une chienne enragée, lui a communiqué la rage.

Dans les conditions les plus fréquentes, le virus ne semble pas exister dans le sang. Canillac de la Palisse a même cité un cas de transmission de la rage au fœtus. Cette observation est contestée par la plupart des auteurs.

Le virus rabique est donc diffusé. Il est partout, mais avec prédominance dans les centres nerveux. On ne l'a cependant jamais trouvé dans les organes parenchymateux. Son siège dans la salive fait toute la gravité de la rage.

Comment le virus mis à la périphérie gagne-t-il les centres nerveux? Prenons un individu mordu au doigt, par exemple. Les phénomènes rabiques débuteront par la douleur, prurit, élancements, troubles vaso-moteurs (état violacé) au niveau de la cicatrice; puis les phénomènes se généraliseront à tout le membre. Il est donc probable que le virus a marché de la périphérie aux centres nerveux. L'axe cérébro-spinal est touché d'abord aux points d'émergence du nerf correspondant à la partie atteinte. Expérimentalement, ce fait est démontré. Les nerfs du membre paralysé sont virulents, tandis que ceux du côté sain ne le sont pas. Sur un soldat mort au Val-de-Grâce après morsure au petit doigt, on trouva que le nerf cubital inervant la région mordue, était virulent, tandis que le médian et le radial, du

même côté, et tous les nerfs du membre opposé,
ne l'étaient pas.

La rage avait débuté, dans ce cas, par des
douleurs vives dans la sphère du cubital.

Chez un jardinier, mordu à la main, qui vint
se faire soigner pendant deux jours seulement
à l'Institut Pasteur, pour abandonner tout traitement ensuite, la rage, suivie de mort, éclata
au bout de quinze jours par des douleurs into-
lérables dans la région mordue, main dans ce
cas.

La voie nerveuse semble donc être la voie
ordinaire du virus rabique. Exceptionnelle-
ment, le virus prend, pour atteindre les centres
nerveux, la voie sanguine.

Le virus du chien mort de rage de rue inoculé par trépanation à un lapin, amène la mort
en quinze jours. Si on le tue trois ou quatre
jours avant l'éclosion probable des phénomènes
rabiques, on voit que le virus existe déjà dans
les centres nerveux ; car des fragments de
moelle ou de bulbe inoculés à des animaux
sains leur donnent la rage. Cependant, au moment où l'animal a été sacrifié, il n'existait aucun phénomène rabique.

Toutefois l'observation exacte de la température, de la circulation et de la respiration, mon-
trait qu'il y avait élévation de la température,
changement dans le rythme cardiaque et res-
piratoire traduisant la culture du virus dans la
substance nerveuse.

Cette période latente qu'on surprend ici sur
le fait s'observe aussi chez l'homme.

Il n'y a jamais de coup de foudre, d'éclosion

subite de la maladie. Presque toujours on observe, avant la rage confirmée, des changements dans le caractère (triste, affectueux à l'excès), des troubles du sommeil, de l'appétit, de la respiration, de la circulation, de la température. On comprend facilement la haute portée de ces phénomènes qui annoncent la rage fatale.

Mais les nerfs ne sont pas les seuls chemins que suit le virus rabique pour atteindre les centres nerveux. Il y a aussi les voies veineuses et lymphatiques, et l'on sait que l'inoculation intra-oculaire équivaut presque à l'inoculation sous la dure-mère. Que le virus entraîné par le courant sanguin s'arrête dans un parenchyme, il y restera un temps variable à l'état latent, jusqu'à ce qu'il arrive aux centres nerveux. Ceci nous explique les longues incubations.

Tout ce que nous venons de dire montre l'importance qu'il faut attacher au siège de la morsure (car plus elle sera près des centres nerveux, plus vite apparaîtra la rage), à l'étendue de la plaie (plus, en effet, il y aura de vaisseaux ouverts, de filets nerveux atteints, plus les voies d'absorption pour le virus seront nombreuses).

Une blessure faite à la tête, près de l'œil, équivaut à une véritable trépanation. La rage éclate alors après une incubation *minima*. Ce fait nous rend compte de la mort chez les traités qui arrivent trop tard : les inoculations, en effet, ne peuvent être suivies de succès qu'à la condition que le virus-vaccin arrive aux centres nerveux avant le virus de l'animal mordeur.

L'inoculation intra-oculaire est encore plus grave que les blessures faites à la tête : car elle est suivie d'une rage qui éclate presque aussi rapidement qu'après une injection sous la dure-mère. Cependant elle est moins certaine, un peu plus longue parfois dans son incubation.

Comment le virus rabique arrive-t-il dans la salive et à quel moment celle-ci devient-elle virulente? Il y a-t-il là une action centrifuge, le virus suivant les cordons nerveux, ou se cultive-t-il dans les glandes? on n'a là-dessus que des notions vagues ; ce que nous savons et ce qui a une extrême importance c'est que la salive est virulente avant l'éclosion des phénomènes rabiques. Aussi faut-il toujours se tenir sur la réserve, lorsqu'on est consulté par une personne mordue, sur la possibilité de l'état rabique de l'animal mordeur, car la salive est considérée comme virulente deux ou trois jours avant tout signe de rage.

Chez le chien la rage se montre sous plusieurs formes. La première, de beaucoup la plus fréquente est la rage furieuse, mordeuse, qui se traduit par des hallucinations, des envies de mordre, l'aboiement rabique. La deuxième, la rage mue, caractérisée par la paralysie de la mâchoire inférieure, est encore plus dangereuse pour l'homme que la première ; car, très souvent, le propriétaire de l'animal croyant à la présence d'un corps étranger introduit la main dans la gueule de son chien et s'inocule ainsi.

Les formes méconnues consistent en monoplégies, paraplégies, dont on commence à se rendre compte aujourd'hui.

M. Nocard a pu, chez un chien inoculé au membre postérieur, arrêter la rage en sectionnant la moelle au-dessus du renflement lombaire.

A l'autopsie des chiens morts de rage on ne trouve aucune lésion caractéristique. Dans l'estomac on note la présence des corps les plus disparates avalés par l'animal; parfois l'estomac est vide, et si l'on ouvre l'intestin on y trouve les mêmes corps étrangers. Ce fait s'observe chez les animaux échappés de chez eux, qui ont fait des longues courses, de 100 kilomètres parfois.

Lorsque l'estomac est trouvé complètement vide chez un chien suspect, il faut toujours soupçonner la rage. Tous les autres organes sont presque toujours congestionnés.

Chez le lapin, la rage donnée avec le virus du chien mort de la rage de rue, sous la dure-mère, a éclaté au bout de 15 à 20 jours. Les inoculations sous-cutanées dans les régions vasculaires n'amènent pas la rage aussi rapidement. C'est surtout la rage paralytique qu'on observe chez le lapin. Cette paralysie débute par le train postérieur, les pattes de devant ou les muscles du cou. Mais quatre ou cinq jours avant l'éclosion du phénomène pathognomomique, il y a déjà des modifications dans les mouvements respiratoires et cardiaques. La respiration et les battements du cœur se ralentissent, la température s'abaisse, puis l'animal devient inerte ; et la mort peut arriver sans la moindre convulsion.

La rage furieuse est rare chez le lapin. Elle se montre surtout après l'inoculation du virus provenant d'une rage de rue ; mais par passage de lapin à lapin, c'est presque toujours la rage paralytique qu'on observe. Toutefois, après 40 passages de lapin à lapin, j'ai pu observer un cas de rage furieuse.

Le virus qui produit ces deux formes si dissemblables n'est pas différent dans sa nature ; nous ne connaissons nullement la cause de ces formes cliniques si dissemblables.

Chez le cobaye la rage est rapide. Les premiers phénomènes se montrent au bout de 48 heures sous la forme furieuse. L'animal s'agite, court dans sa cage, gratte le sol, mord les barreaux et les objets qu'on lui tend, manifeste une excitation génésique intense, puis la mort arrive souvent à un moment où l'animal en paraît encore assez éloigné.

La rage du cheval est presque toujours une rage furieuse, elle est même d'une violence extraordinaire. D'ailleurs elle ne dure pas longtemps, quatre à cinq jours suffisent, en général, à la rage, pour tuer le cheval le plus robuste.

Dans ces formes de rage l'incubation est encore assez longue. On arrive à raccourcir cette période en inoculant le virus rabique de lapin à lapin. Etant donné un lapin mort de la rage prise par trépanation, prenons son bulbe ou sa moelle et inoculons-la par trépanation à un second lapin, de celui-ci à un troisième et ainsi de suite, qu'arrive-t-il ?

Il arrive que cette série de passages exalte la virulence. Le troisième lapin meurt en 14 jours, et, si l'on continue la série, il arrive un moment où il suffit de 6 jours pour que l'animal succombe. L'opération devient ainsi d'une précision remarquable ; on peut prédire, à quelques heures près, la mort de l'animal. Mais, pour que les résultats soient comparables, il faut toujours avoir soin d'expérimenter sur des animaux de même taille, poids et âge ; d'employer le même virus (1) et de choisir la même porte d'entrée.

L'incubation, quel que soit d'ailleurs le nombre de passages, ne changera plus à partir d'un certain moment. Réduite à 6 jours, elle s'y maintiendra indéfiniment, tant qu'on opérera dans les mêmes conditions. Le virus est ainsi fixé, comme celui de la rage des chiens de rue.

En inoculant ce virus fixe ou de passage à des chiens, ceux-ci meurent beaucoup plus vite qu'avec le virus de la rage des rues, et cela se comprend d'autant plus aisément que, dans ces sortes d'expériences, on a à sa disposition deux facteurs mathématiquement réglés. La trépanation, opération expérimentale toujours sûre, le virus, dont l'énergie et l'évolution ont été strictement mesurées par la série de passages qu'il a subis.

Si on inocule un grand nombre de chiens recueillis aux fourrières, en prenant comme portes d'entrée du virus, soit l'injection sous-cutanée, soit les scarifications dans les régions

---

(1) Même virus dans le sens de forme de virus. Du bulbe ou de la moelle, jamais de la salive ou autres parcelles organiques.

très vasculaires, ou enfin l'injection intra-veineuse ou intra-oculaire, on ne voit que très rare-
ment des animaux se montrer réfractaires. Or, si,
sur un de ces chiens, qui n'a pas pris la rage dans
ces conditions, on pratique la trépanation et
l'injection virulente sous la dure-mère, on
n'obtient encore une fois aucun résultat.

L'animal est donc bien réfractaire au virus
rabique. On est sans doute, dans ces cas, en
présence de chiens qui ont été mordus et qui
ont guéri, ainsi que l'admet M. Bouley. Cette
notion, que certains chiens ne peuvent plus prendre la rage après une première atteinte, est de la
plus grande importance ; elle est *capitale*. Elle
indique que la rage est une maladie qui ne
récidive pas, qui confère l'immunité après une
première atteinte. Il était dès lors possible de
se lancer dans la recherche du virus-vaccin,
de faire pour la rage ce qui avait été fait pour
le choléra des poules, le charbon, le rouget
des porcs, c'est-à-dire chercher à donner aux
animaux une rage atténuée qui conférât l'immunité. Puis, l'immunité rabique avant morsure étant bien établie, la longue durée de l'incubation permettait d'espérer obtenir avec cette
rage atténuée l'immunité après morsure chez le
chien, chez l'homme peut-être.

Des tentatives les plus multiples furent faites
par M. Pasteur. Il s'adressa d'abord au singe
pour obtenir, par une série de passages, un
virus atténué : on a ainsi un vaccin pour le
chien qui est préservé. Mais puisque l'air et la
température sont les plus profonds modifica-
teurs de la virulence de certains microbes

(charbon, choléra des poules, etc.), soumettons le virus rabique à leur influence.

Pour ce faire, prenons ce virus pur dans son milieu de culture, c'est-à-dire les centres nerveux, un morceau de bulbe, de moelle et soumettons-le à l'action de ces agents. Nous choisirons de préférence la moelle à cause de sa forme anatomique régulière ; tous ses points sont soumis à la même influence. Elle est plus commode dans la pratique.

Recueillons avec toutes les précautions que nous avons indiquées la moelle d'un *lapin* mort au bout de six jours après trépanation et inoculation du virus fixé. Nous savons, par expérience, qu'elle est virulente dans toute son étendue. Plaçons-la dans un flacon stérilisé, dans le fond duquel on a mis des morceaux de potasse pour enlever toute trace d'humidité et mettons ce flacon, dans lequel l'air circule librement, dans une étuve à 23°.

Nous allons tous les jours prélever une parcelle de cette moelle et l'inoculer à un lapin. Nous mesurerons l'intensité de la virulence à la durée de l'incubation de la maladie chez le lapin. Or, les 1er, 2e et 3e jours, l'incubation reste minima. Le lapin ainsi inoculé meurt en six jours : la virulence n'a donc subi aucune modification. Mais tous les jours qui suivent, la longueur de l'incubation augmente de plus en plus, et, au bout de 14 jours, cette moelle, soumise à l'influence de l'air et de cette température de 23°, devient inoffensive, ne donne plus la rage. Nous avons donc une série de virus atténués depuis le 4e jour jusqu'au 14e jour.

Faisons maintenant l'expérience suivante, que nous permettent les résultats obtenus. Injectons à un chien un morceau de moelle de 14 jours, puis de 13, 12, 11, 10, 9 jours, etc., jusqu'à celle de 1 jour. Nous avons ainsi donné à ce chien la série des virus atténués à intensité croissante, nulle d'abord, puis enfin virulente au premier chef.

Quelque temps après, injectons à ce chien le virus d'un chien mort de rage des rues ou celui du lapin mort au 6ᵉ jour, soit dans les veines, dans l'œil, à la surface du cerveau, sous la peau ou faisons-le mordre par un animal enragé. Il ne prend plus la rage : il est absolument réfractaire. L'expérience a été répétée un très grand nombre de fois et toujours avec succès. L'immunité donnée avant l'infection est certaine, parfaitement établie.

Ce premier point acquis, on a cherché plus loin : donner l'immunité après infection, après morsure. La longueur de l'incubation permettait peut-être de trancher cette question : puisque le virus n'atteint pas d'emblée les centres nerveux, qu'il parcourt un certain trajet avant d'y arriver; pourquoi ne pas préparer le milieu de culture avant son arrivée, le rendre impropre à sa vie.

Il s'agit ici de faire, en somme, une véritable course aux centres nerveux. Il faut absolument arriver aux centres nerveux avec le virus-vaccin avant le virus d'infection pour que la maladie n'éclate pas; et pour cela pratiquer d'autant plus rapidement les injections, coup sur coup, que l'on craint l'arrivée plus facile, plus rapide du virus d'infection, augmenter même les doses du virus-vaccin. C'est là le nœud du traitement dit intensif.

En inoculant des chiens *mordus* par un animal enragé avec cette série de moelles préparées, ou a un état réfractaire. La morsure n'est suivie d'aucun effet : l'inoculation du virus fort à la surface du cerveau reste aussi inoffensive.

Il a fallu quelquefois aller très vite pour sauver les chiens, faire les inoculations des différentes moelles à de courts intervalles, augmenter les doses.

Cette préservation de la rage après morsure étant bien établie pour les chiens, on a tenté sur l'homme les effets d'une méthode thérapeutique aussi certaine, aussi mathématique chez les animaux.

Comment se pratiquent les inoculations ? Pour faire des inoculations d'une façon continue, il faut *un virus fixé* qui amène la mort des lapins toujours dans le même délai. C'est le virus fixé au 6ᵉ jour. On crée alors facilement une ou plusieurs séries de moelles graduées du 14ᵉ au 1ᵉʳ jour, les dernières étant très virulentes, tandis que les anciennes le seront à peine. Pour que la série reste toujours complète, inoculons, après trépanation, chaque jour, deux lapins nouveaux, un de ces lapins pouvant mourir de maladie intercurrente tout autre.

Il faut toujours prendre des animaux de même poids, de même âge, pour avoir des moelles de même volume sur lesquelles agira, avec une égale intensité, la température, l'air desséché. La dessication sera d'autant plus rapide que la moelle sera plus petite. La virulence diminuera très vite chez cette dernière.

Prenons une de ces moelles enveloppée de ses méninges avec toutes les précautions possibles et coupons-la en trois morceaux mesurant chacun six centimètres environ. On attache un bout de fil à l'une des extrémités de chaque morceau et on l'introduit immédiatement dans un flacon d'une contenance de 1 litre environ. Chaque flacon a deux tubulures, une latérale inférieure et une supérieure, toutes deux bouchées par des tampons de coton qui n'empêchent pas l'air de circuler. Dans le fond du flacon on place des morceaux de potasse caustique. Le tout est parfaitement stérilisé. Le morceau de moelle reste suspendu vers le centre de la bouteille, juste au-dessus de la potasse qu'il ne touche pas. Sur le flacon on place une étiquette portant le numéro de passage du lapin et la date. Le flacon est alors mis à l'étuve réglée à 23° avec la plus grande rigueur. Pour être certain que la moelle employée est en état de pureté parfaite, on en met un fragment dans un tube de bouillon de culture ordinaire et on le porte à l'étuve. Le bouillon doit rester stérile, puisque le microbe de la rage n'a pas encore été cultivé. Dans le cas contraire, la moelle mise à dessécher correspondante ne doit pas être employée.

Le bulbe du lapin dont on a pris la moelle sert ensuite à inoculer, à la surface du cerveau, deux nouveaux lapins, afin d'avoir une série ininterrompue. Ce qui reste de l'animal est jeté dans une solution de sulfate de cuivre.

Cette moelle, ainsi mise en flacon, sert dès le premier jour ou le lendemain à faire la dernière inoculation d'un traitement, comme quatorze jours plus tard ; desséchée et conservant à peine quelques traces de virulence, elle servira à faire la première inoculation chez un malade au début du traitement.

Sous l'influence de cet air chaud et sec, les moelles se creusent de rides, se ratatinent, deviennent cassantes. D'abord d'aspect normal, nacrée et sillonnée de petits vaisseaux sanguins, la moelle devient graduellement brune et, au 14e jour, elle est noirâtre. Le sang, au cours de la dessication, se porte du centre vers la périphérie où il se dessèche. La partie superficielle du fragment est toujours à un moment quelconque plus sèche, plus atténuée que la partie centrale péri-épendymaire.

Si on veut inoculer un individu mordu, on prépare l'émulsion de moelle.

Pour ce faire, on prépare un verre à pied que l'on a flambé, entouré de papier, du bouillon ou eau stérilisée, une baguette de verre et des ciseaux flambés. On coupe avec les ciseaux une portion de la moelle de 14 jours, on la met dans le verre flambé avec l'eau stérilisée et on la broie. Toutes les opérations, telles que l'extraction des moelles, la mise en flacon, les émulsions, sont faites dans la salle-étuve, éclairée par un seul bec de gaz et où n'entre qu'une personne. La dissémination des germes dans l'air, les chances de contagion sont ainsi évitées. La longueur de moelle employée pour une dose est pour chaque personne d'un demi-centimètre, pulvérisée et délayée dans 3 centimètres cubes de liquide. On s'habitue très vite à mesurer cette longueur avec exactitude, à l'œil nu. C'est toujours la même personne qui est chargée de cette besogne délicate.

L'émulsion de moelle ainsi faite est un liquide gris-jaunâtre, ressemblant à de l'eau de riz, nuageux et opaque, grâce à la présence de fines parcelles de moelle tenues en suspension. Il est préférable d'employer les parties supérieures du liquide, moins chargées de parcelles de moelle volumineuses qui se déposent dans les couches inférieures. La seringue est remplie en plongeant l'aiguille dans l'émulsion à travers le couvercle de papier des petits verres coniques., puis l'aiguille est trempée dans l'huile chaude; tous les globules d'air sont soigneusement expulsés. L'inoculation se fait dans la région de l'hypocondre, d'où résorption plus facile, plus rapide du virus; elle a été d'ailleurs choisie à cause de son tissu cellulaire lâche et de sa facile protection contre les frottements. Les piqûres se font alternativement à droite et à gauche.

L'inoculation ainsi faite est peu douloureuse; l'abcès consécutif est une rareté. Elle se fait tous les jours, le matin et l'après-midi. — Pour les personnes trop éloignées, on fait les deux inoculations dans la même visite.

Le 1er *jour* du traitement, on se sert d'une moelle de 14 et de 13 jours. Le 2e *jour*, on passe à la moelle de 12 et 11 jours. Le 3e *jour*, on inocule celles des 10e et 9e jours; le 4e, celles des 8e et 7e jours; le 5e *jour*, on ne fait plus

qu'une inoculation avec la moelle du 6e jour.
Le 6e *jour* du traitement, l'inoculation se fait
avec celle du 5e jour; le 7e *jour*, avec celle du 4e;
enfin le 8e *jour* on prend la moelle de 3 jours
qui marque la fin du traitement. Le 9e *jour*, on
pratique enfin une dernière inoculation avec la
moelle de 3 jours. Selon la gravité, le siège de
la morsure près des centres nerveux, on augmente la quantité du liquide d'injection, le
nombre des injections que l'on rapproche. Il
faut aller vite dans les cas de blessures graves,
de la tête, par exemple, car si le virus d'infection est arrivé au bulbe avant le virus-vaccin,
on est désarmé.

Si l'incubation est moindre de neuf jours, il
n'y a pas de guérison à espérer. La durée totale
du traitement par les inoculations est, en effet,
de neuf jours, et il faut donc avoir devant soi
au moins neuf jours, et encore nous comptons
comme si l'inoculation était faite aux centres.
Nous négligeons le temps nécessaire à la migration du virus-vaccin de l'hypocondre aux
centres nerveux. Tandis que jadis 60 0/0 des
individus mordus à la face, 20 0/0 des individus mordus aux mains, c'est-à-dire 15 0/0 en
bloc, mouraient de la rage, la mortalité aujour-
d'hui est tombée à 1 0/0 à la suite du traitement
par les inoculations anti-rabiques. 90 fois 0/0
la preuve de la rage chez l'animal mordeur est
faite. On exige un certificat du vétérinaire ou
la tête du chien incriminé. Les animaux mor-
deurs sont rangés en trois catégories : la première comprend les animaux reconnus enragés
par l'Institut Pasteur ; la deuxième, ceux qui

ont été vus par des vétérinaires ; la troisième, les animaux suspects de rage.

. . . .

La rage est transmise aux ruminants par les chiens de berger. Les 4/5 des animaux mordus meurent de rage paralytique débutant par le train postérieur. Ils ont peu de tendance à mordre, et si leur rage est communiquée parfois à l'homme, c'est par le mécanisme suivant : le propriétaire de l'animal observant des troubles de la déglutition ou une paralysie de la mâchoire inférieure, croit à la présence d'un corps étranger, introduit la main dans le gosier pour tâcher d'extraire ledit corps étranger et se blesse aux dents du bœuf ou de la vache malades. Le daim au contraire mord ; ce mode de transmission de la rage entre ces animaux nous explique que certains parcs de daims soient décimés rapidement.

Chez les ruminants, la mort suit presque la morsure. Mais tandis que l'inoculation du virus fixé du lapin ou du virus du chien mort de rage des rues, sous la peau, dans l'œil, à la surface du cerveau, amène toujours la mort, l'injection d'une dose massive de virus fixé dans les veines n'amène aucun phénomène. Bien plus, il est rendu réfractaire à une rage inoculée ultérieurement. Un ruminant vient d'être mordu, injectons-lui de suite dans les veines une émulsion de virus fixé (3^{cc3} pour le bœuf, 2^{cc3} pour le mouton), il sera réfractaire à la rage d'injection. Les précautions à prendre sont les suivantes : l'émulsion (broiement de la moelle) sera bien fine, afin de ne pas produire d'embolie, l'injection sera faite exactement dans la veine sans toucher à la gaine celluleuse péri-vasculaire. Cette singulière innocuité s'étend-elle au cheval ? Peut-être, car M. Nocard a pu injecter dans les veines d'un cheval mordu par un chien enragé le virus fixé et le préserver ainsi de la rage.

Comment expliquer ces faits ? Y a-t-il, sous l'influence du battage du virus par le courant sanguin, une véritable oxydation des parcelles virulentes, action qui s'expliquerait d'autant mieux que le sang du bouc, de la chèvre, du bœuf contient une quantité considérable de globules et une température de 38°. Ce virus ainsi modifié arrive aux centres nerveux et empêche le virus d'infection de se développer.

Quelle est la nature de ce virus dont nous connaissons la virulence et les modifications ? On n'en sait rien. Jamais on n'a pu colorer, mettre en évidence dans les tissus le microbe. Qu'il se cultive dans les centres nerveux, cela est certain ; mais les diverses recherches faites sur le microorganisme de la rage sont à rejeter. Nous devons avouer notre ignorance sur ce sujet.

Comment agissent les injections ? Le virus va-t-il dans les centres nerveux, s'y cultive-t-il et donne-t-il ainsi l'immunité en rendant le terrain impropre à la vie d'un virus ultérieurement apporté. On a voulu voir dans les phénomènes d'excitation que présentent certains inoculés la traduction de cette action du virus-vaccin.

Quant à l'immunité, comment l'expliquer ?

Résulte-t-elle de l'action directe du microbe sur la substance nerveuse, ou n'est-elle pas plutôt due à l'influence indirecte des matières qui dérivent de la vie des microbes? Cette dernière hypothèse est la plus admissible, celle qu'adopte M. Pasteur, sans preuve décisive toutefois. Car si une grande quantité de moelles de 13 et de 14 jours, qui ne sont plus virulentes, injectées à la surface du cerveau donnent l'immunité, cela n'est pas une expérience tout à fait concluante en faveur de l'immunité produite par les ptomaïnes. On peut objecter, en effet, que dans ces moelles il est resté quelques unités microbiennes insuffisantes pour amener la rage confirmée, mais parfaitement capables, par leur action directe sur les centres nerveux, d'amener une maladie atténuée vaccinale.

Une personne est mordue par un animal enragé ou soupçonné de rage, quelle conduite tenir? Cautériser d'abord au fer rouge la plaie; mais il faudrait, pour que la cautérisation fût efficace, vu la diffusion si rapide du virus au voisinage des lèvres de la plaie, par les voies sanguine et lymphatique, qu'elle fût extrêmement énergique; de telle sorte qu'elle est, dans la majorité des cas, insuffisante. On pêche toujours par excès de timidité. L'ablation même de la région mordue a été parfois sans effet.

La première question importante à résoudre dans de tels cas est celle-ci : la personne a-t-elle été réellement mordue par un chien enragé? Si le chien est vivant, surtout ne pas le tuer, mais le mettre en observation, l'enfermer. S'il est enragé, il mourra dans les huit jours, avec les phénomènes de la rage faciles à reconnaître.

Le chien est mort; lorsque vous êtes consulté; vous devez, par tous les moyens en votre puissance, essayer de l'avoir. Il faut intéresser la famille du mordu à la recherche du chien, qu'il soit mort ou vivant. S'il est enterré depuis huit jours, quinze jours, un mois même, faites-le extraire. La moelle protégée dans son canal ostéo-fibreux, entourée de masses musculaires, a résisté à la putréfaction et n'a pas perdu sa virulence. A l'abri de l'air, une moelle rabique reste virulente pendant plusieurs mois. Mais, dans ces cas, les inoculations expérimentales seront faites sous la peau des animaux (lapin, cobaye ou chien), la matière d'injection pouvant être souillée par d'autres microorganismes qui auraient une action trop rapide sur les centres nerveux.

Dès que l'on a le cadavre du chien, on enlève, avec toutes les précautions que je vous ai signalées pour l'extraction des moelles de lapin, le bulbe, et on en prélève une parcelle que l'on broie dans un peu d'eau stérilisée, et on fait l'inoculation de cette émulsion soit par trépanation à la surface du cerveau, si on est bien outillé, soit dans l'œil. Dans ce dernier cas, une vulgaire seringue de Pravaz suffit. L'œil ne doit pas s'enflammer. Trouble les premiers jours, il redevient parfaitement clair. Jamais il ne doit y avoir production de pus. La mort du lapin ainsi inoculé arrive du 14e au 20e jour.

Si on est dénué de toute ressource, il faut mettre la moelle, recueillie avec le plus grand soin, en suspension dans de la glycérine neutre, et l'envoyer dans un laboratoire.

La virulence de la moelle rabique dans ce milieu glycériné se conserve plusieurs mois.

Lorsque la blessure est grave, suspecte (on ne peut, d'une façon générale, juger la gravité d'une plaie), envoyez de suite le malade à l'Institut Pasteur, sans attendre le résultat de vos expériences toujours utiles comme moyens de contrôle.

Dans le traitement par les inoculations, il faut tenir compte du nombre des blessures, de leur gravité, de leur siège. Plus l'arrivée rapide du virus d'infection aux centres nerveux sera à craindre, plus il faudra faire rapidement les injections dont on augmentera aussi le nombre. Il sera même nécessaire, dans certains cas, de faire plusieurs traitements, plusieurs séries d'inoculations des moelles du 14e au 3e jour.

Les mesures à conseiller pour enrayer l'extension de la rage sont l'abattage de tous les chiens errants, abattage régulier et non intermittent; la muselière et la garde à l'attache pour tous les autres. Tous les chiens soupçonnés d'avoir été mordus pas un chien enragé de passage seront mis à mort. Il faut toujours, lorsqu'on est consulté à ce sujet, tâcher de faire adopter les mesures les plus actives.

Une personne soignée par les inoculations pastoriennes vient à mourir, comment reconnaître que la rage dont elle est morte est bien celle donnée par l'animal mordeur, le chien presque toujours ? Prenez le bulbe de cette personne, faites des inoculations après trépanation

avec ce bulbe à plusieurs lapins. Tous mour-
ront du 14ᵉ au 20ᵉ jour, comme après l'inoculation du virus du chien mort de rage des rues.

On ne peut objecter que le virus fixe du lapin s'est modifié à ce point en passant par la
substance nerveuse de l'homme. Faisons, en
effet, l'expérience suivante : Inoculons le virus
fixé du lapin à un chien, il meurt en 12 jours.
Puis reportons ce virus pris sur ce chien à un
lapin, il meurt en 6 jours, et l'on peut ainsi
continuer la série sans qu'il se montre de modification dans la durée de l'incubation de
6 jours. Il n'y a donc pas eu de modification
dans la virulence par ce passage du virus fixé
du lapin chez un chien. C'est là une expérience
fondamentale qu'il faut toujours faire lorsqu'un malade meurt après le traitement par les
inoculations pastoriennes.

290